T/\
8.6

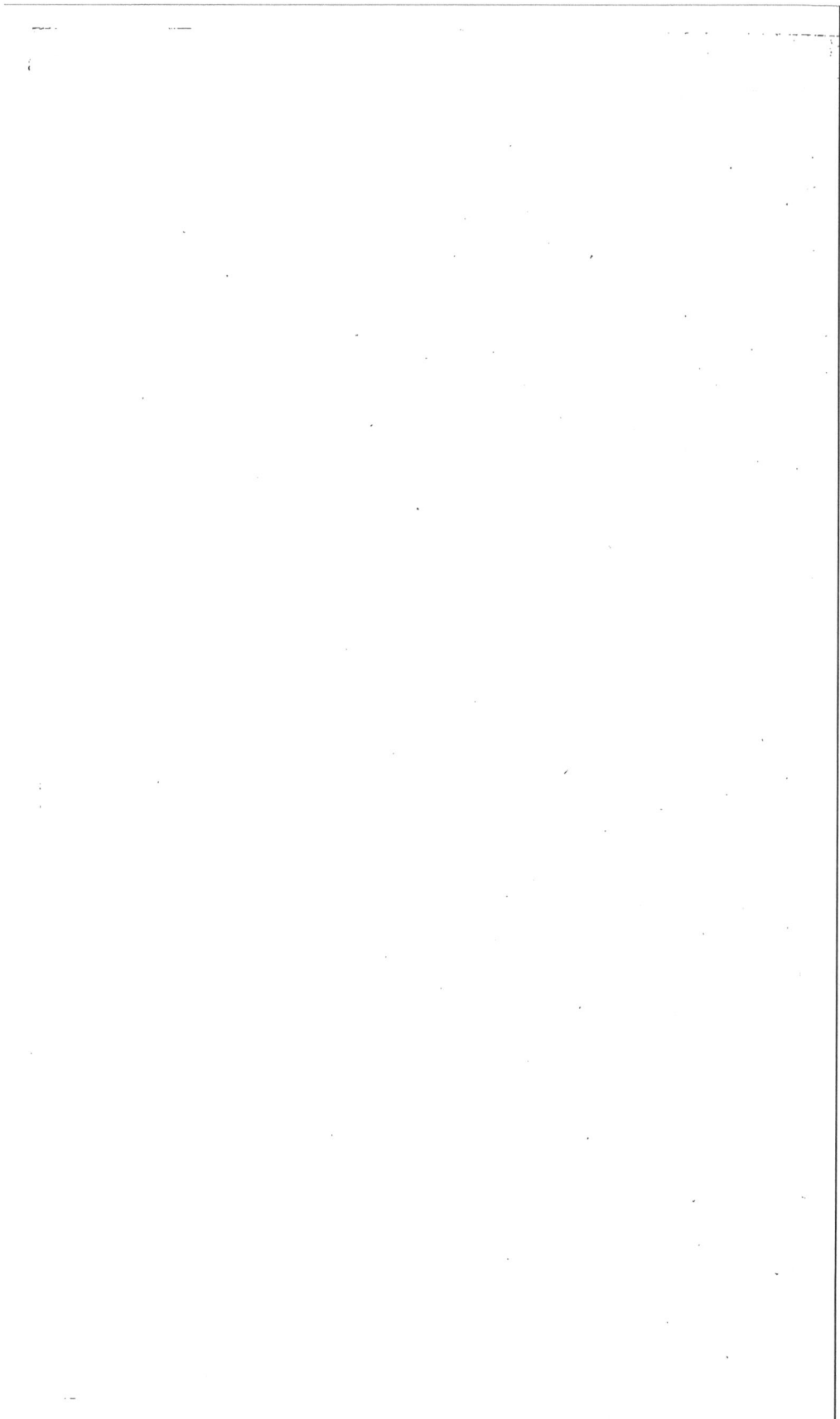

FACULTÉ DE MÉDECINE DE PARIS

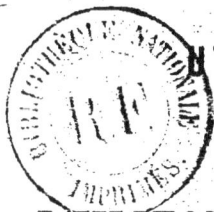

UTILITÉ ET OBJET

DE

L'HISTOIRE DE LA MÉDECINE

LEÇON D'OUVERTURE, PROFESSÉE LE 30 NOVEMBRE 1875,

Par M. Ch. BOUCHARD,

Agrégé à la Faculté, médecin de l'hospice de Bicêtre.

{O+O+O}

PARIS

F. SAVY, libraire-éditeur,

Boulevard Saint-Germain, 77.

—

1876

HISTOIRE DE LA MÉDECINE

Paris. — Imprimerie CUSSET et Cᵉ, rue Montmartre, 12⁸.

FACULTÉ DE MÉDECINE DE PARIS

UTILITÉ ET OBJET

DE

L'HISTOIRE DE LA MÉDECINE

LEÇON D'OUVERTURE, PROFESSÉE LE 30 NOVEMBRE 1875,

Par M. Ch. BOUCHARD,

Agrégé à la Faculté, médecin de l'hospice de Bicêtre.

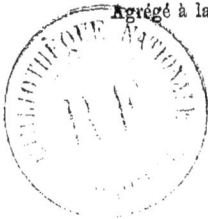

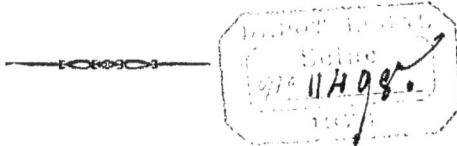

PARIS

F. SAVY, libraire-éditeur,

Boulevard Saint-Germain, 77.

—

1876

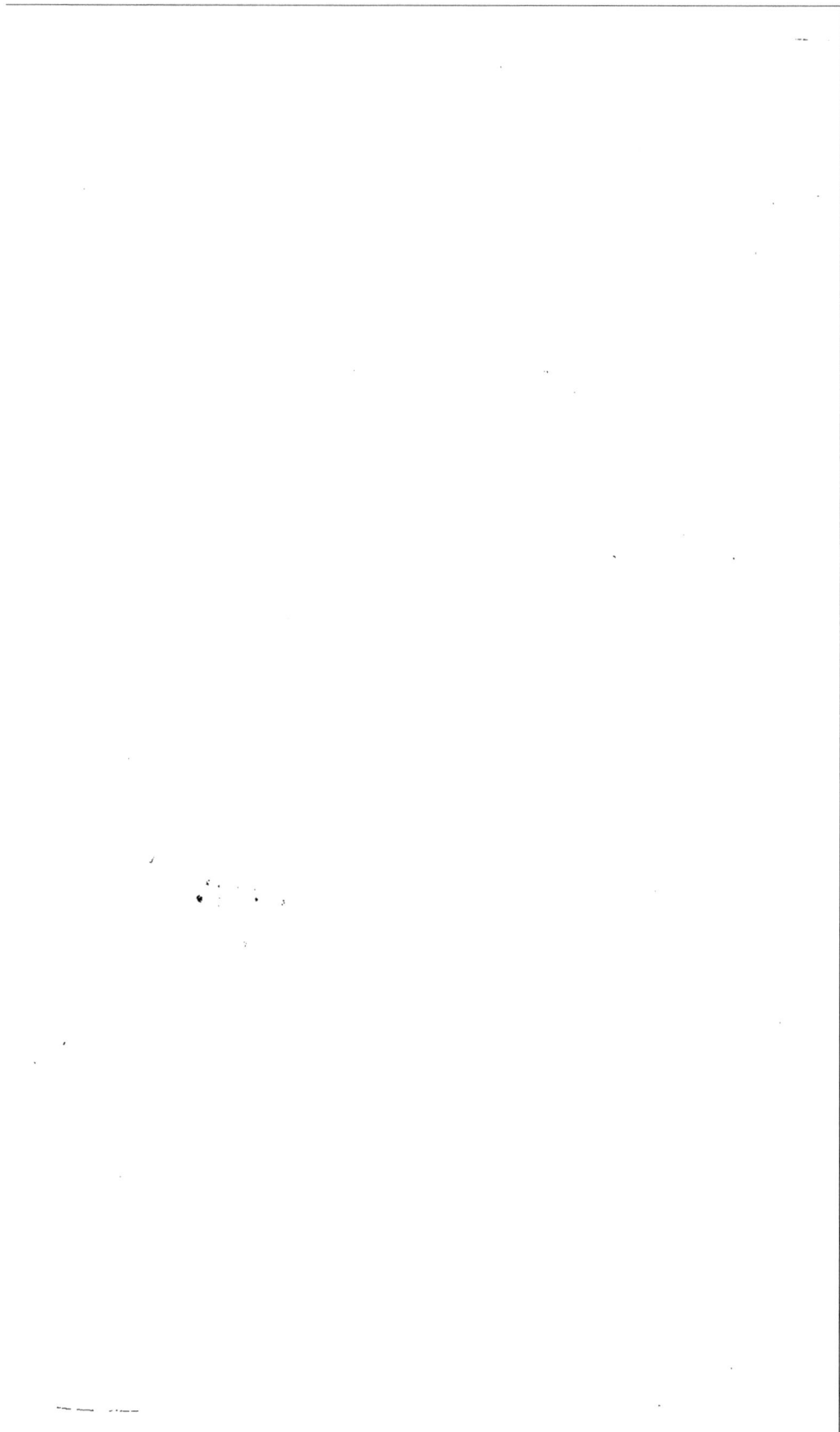

UTILITÉ ET OBJET

DE

L'HISTOIRE DE LA MÉDECINE

—————

Messieurs,

J'ai été désigné pour occuper pendant une année la chaire d'histoire de la médecine par suite du décès de M. le professeur Paul Lorain.

La Faculté m'a imposé ce devoir, je n'ai pas cru pouvoir le déserter, bien que je me sentisse indigne d'un tel honneur.

Triste et douloureux honneur, Messieurs, car, au moment où je viens occuper cette place, qui n'est pas la mienne, je ne puis m'empêcher de penser que, malgré ma présence, elle reste vide, et que celui auquel elle appartient ne reviendra pas. Ce vide, vous le ressentez comme moi, car le maître que vous avez perdu était l'un des plus aimés et des plus dignes de l'être, et je sais que je suis votre interprète quand je dis que nous tous, ses élèves, nous sommes encore sous le coup d'une profonde affliction.

J'accomplis donc un pénible devoir et j'accepte un redoutable honneur ; car vous aurez toujours présent à la mémoire celui qui, avant moi, parlait dans cette chaire, et je ne pourrai obtenir de ceux qui m'écoutent un concours sympathique que si sa parole, en même temps qu'elle vous instruisait, a fait pénétrer en vous quelque chose de cette bienveillance qui était la marque de son caractère.

Sa bienveillance, beaucoup parmi vous pourraient en rendre témoignage. Les élèves, je le sais, trouvaient dans son accueil cette cordialité qui ne se borne pas à l'affabilité des paroles, qui se traduit par les conseils et par les encouragements, qui trace la voie et soutient dans les passages difficiles. Il ne m'appartient pas de retracer cette vie, qui devrait être notre modèle ; un de ses collègues, M. le professeur Vulpian, un de ses élèves et de ses amis, M. le docteur Brouardel, vous ont dit ce qu'était l'homme bon et honnête, le savant consciencieux, le médecin dévoué jusqu'à la mort, le professeur enfin, qui consacrait à la préparation de son enseignement la plus grande partie du temps que ne réclamait pas son service d'hôpital.

Appelé en 1872 à la chaire d'histoire de la médecine, il prit sa place définitive dans cette Université de France, qu'il aimait tant, à laquelle il appartenait par sa naissance, par des liens nombreux de famille et d'amitié, par le labeur de toute sa vie. Il devait occuper un rang éminent dans ce vaste et puissant ensemble de corps enseignants, dont il n'ignorait pas les lacunes, mais dont il ne dissimulait pas la grandeur, dans cette Université nationale, qui reste étrangère à toutes les querelles de croyances ou de partis, qui n'a qu'un mobile : la vérité, qu'un moyen d'action : la publicité, où tous peuvent conquérir le droit de donner l'enseignement, où cet enseignement, donné au nom de tous, peut être reçu par tous.

Ce qu'a été son court enseignement de l'histoire de la médecine, vous le savez comme moi. Les recherches historiques qui ont repris faveur en France depuis quelques années ne passionnaient pas l'auditoire de la Faculté de médecine. Lorain sut cependant fixer autour de sa chaire des élèves nombreux et assidus. Ce succès tout personnel, il le dut moins à sa parole élégante et attachante qu'à l'art avec lequel il savait dégager de l'étude des écrivains anciens l'enseignement scientifique que vous veniez chercher, l'enseignement moral que vous receviez par surcroît. Merveilleusement préparé par une connaissance encyclopédique, aussi profonde qu'étendue, de la médecine contemporaine, il se plaisait à relier le passé au présent par l'étude des étapes transitoires auxquelles l'esprit humain avait dû s'arrêter avant d'arriver à la conception moderne des maladies. Dans cette marche à travers les temps, il aimait à s'arrêter pour contempler les grandes figures médicales qu'il rencontrait sur sa route. Il avait l'impartialité et l'inflexibilité de l'histoire ; ne marchandant pas l'éloge au vrai talent, il ne ménageait pas ses sarcasmes à la médiocrité boursouflée, à la vanité de la fausse science ; esprit discret et délicat, il se montrait impitoyable pour tout ce qui est prétentieux et vulgaire.

L'attrait de son enseignement tenait donc aux qualités de son esprit. Ce n'est pas à lui qu'on pourrait appliquer cette parole de Pline, dont je voudrais pouvoir invoquer le bénéfice : *Historia quocumque modo scripta, delectat.*

Ce n'est pas à dire, cependant, que l'histoire de la médecine ne puisse elle-même offrir de l'intérêt ; des hommes éminents se sont passionnés pour cette étude. Attrayante ou non, elle est utile. On ne possède bien une science, a dit M. Wunderlich, que lorsqu'on sait comment elle s'est constituée. Cette formule est d'une vérité évidente, si l'on ne considère que la philosophie des sciences, et, pour notre objet spécial, la doctrine médicale. Elle n'est pas moins exacte si l'on n'a en vue que l'étude des faits médicaux.

On ne comprenait rien aux fièvres qui règnent sur le littoral de la Grèce ; les chirurgiens de la marine qui les observaient croyaient y découvrir tantôt la fièvre pernicieuse, tantôt la fièvre typhoïde ; M. Littré, confrontant les descriptions modernes avec le texte d'Hippocrate, leur a rendu leur véritable nom et leur réelle signification. L'observation ultérieure lui a donné raison ; ce sont les mêmes qu'Hippocrate observait dans les mêmes régions il y a plus de vingt-trois siècles, ce sont des fièvres rémittentes ou pseudo-continues.

N'a-t-on pas retrouvé dans les écrits hippocratiques l'indication des meilleurs procédés de réduction des luxations ; n'est-il pas établi aujourd'hui, d'après les textes d'Antyllus, que l'opération de la cataracte était pratiquée par les anciens ; et n'a-t-on pas découvert, dans le texte indien de Suçrutas, la description très-précise et très-détaillée de l'opération de la taille?

Pour ne pas multiplier ces exemples empruntés à l'antiquité, n'avons-nous pas assisté dans ces quinze dernières années à la prétendue découverte de bien des maladies signalées déjà et décrites par des auteurs modernes, assurément, mais dont la description avait passé inaperçue ou avait été oubliée ? L'histoire aurait pu empêcher ces omissions, car l'histoire est de tous les temps. « Le livre qui a paru hier sera demain de son domaine », a dit excellemment Daremberg, et je pourrais ajouter : la meilleure érudition n'est pas toujours la plus ancienne.

Je le dis sans aucun esprit de dénigrement, et je m'accuserais volontiers tout le premier ; nous vivons trop exclusivement dans la contemplation des productions du jour, et nous négligeons trop, je ne dirai pas l'œuvre des anciens, mais l'œuvre de nos plus proches devanciers. Les meilleures éditions de Laennec sont épuisées, et les éditeurs, qui connaissent le goût du temps, ne pensent pas à les réimprimer.

Si la médecine n'était pas une science d'observation, si la méthode pouvait être changée, on pourrait dédaigner le patrimoine légué par nos prédécesseurs et appliquer cette parole de Bacon : *Instauratio facienda est ab imis fondamentis.* Ce procédé de la table rase nous délivrerait peut-être de quelques obscurités ou de quelques erreurs ; mais la médecine tomberait dans le néant, et il faudrait encore des siècles pour la reconstituer. Car les faits médicaux ne sont pas comme ceux de la chimie ou de la physique, que l'observateur peut reproduire à volonté et étudier à loisir. Nous n'en pouvons être que les spectateurs, et nous devons être prêts à les étudier quand il leur arrive de se produire. Notre richesse d'observation sera d'autant plus complète que nous négligerons moins de nous instruire à l'observation d'autrui.

Mais la méthode n'a pas changé : elle reste ce que l'a faite Hippocrate ; et le dédain des *antérieurs*, comme disait Leibnitz, nous exposerait aux mêmes erreurs, aux mêmes hésitations qui ont retardé la marche de la science. On les évite mieux quand on peut profiter de l'expérience du passé. « Négliger le passé d'une science, a dit Dezeimeris, c'est tout bonnement la recommencer tous les jours. »

Je reconnais que, si les faits bien observés gardent perpétuellement leur valeur et méritent d'être reçus et transmis avec respect, les doctrines sont mobiles et soumises à un incessant travail de révision. Il est des époques où la transformation se fait avec une soudaineté qui donne à la réforme les allures d'une révolution. Ces grands progrès laissent après eux une période de désarroi propice aux mouvements de réaction. Avant de tout démolir aveuglément pour bâtir sur de nouvelles bases, il serait plus prudent de sonder l'édifice ancien pour respecter les parties solides et inébranlables qui peuvent devenir les colonnes du nouvel édifice.

Je voudrais encore vous présenter une considération; je la choisis entre beaucoup d'autres, parce qu'elle a un intérêt tout à fait pratique. Il est bon, il est indispensable de posséder les faits de la médecine et de juger les doctrines. Cela ne suffit pas. Il faut au médecin l'habitude méthodique de l'examen des malades, l'habileté judicieuse à choisir les moyens de traitement, le coup d'œil et la décision, cette aptitude à mettre en œuvre d'une façon inconsciente les données d'une vaste expérience, ce que je résume en un mot : l'inspiration. Elle n'est pas la même pour tous, chacun des maîtres de la clinique a ce que j'appellerai sa manière. Ces hommes sont rares, et, si nous n'avons pas une présomptueuse confiance dans les ressources de notre propre génie, nous reconnaîtrons que nous avons tout à gagner dans la fréquentation de ces maîtres. On trouve dans les grands ateliers de peinture bon nombre d'hommes qui, abandonnés aux seuls expédients de leur esprit, seraient restés des artistes médiocres, et qui, dans leur commerce incessant avec un maître d'une valeur reconnue et d'une originalité réelle, sont devenus des peintres corrects et discrets, capables de traduire dans leur émouvante vérité les formes et les couleurs de la nature. N'ayons pas l'orgueil de dédaigner cet exemple. Allons emprunter leur manière à ces maîtres qui gardent à la clinique française son glorieux renom, et, si nous sommes obligés de les quitter, entretenons commerce avec les grands cliniciens du passé par la lecture de leurs livres et de leurs observations.

Messieurs, je vous ai dit les avantages de l'histoire de la médecine. N'a-t-elle pas ses inconvénients? Sans doute sa culture excessive et exclusive pourrait nous ramener à cet état d'inertie qui a fait tomber dans le mépris les médecins du quinzième siècle, habitués à ne chercher la connaissance de la vérité qu'à la source des Grecs, des Arabes et des Romains. Mais cet inconvénient naîtrait de l'abus, et l'abus de l'érudition en médecine n'est pas à craindre de nos jours.

Je vous ai indiqué quelques-uns des avantages de l'histoire de la médecine; je vous ai signalé un inconvénient possible; jetons

Bouchard. 1.

maintenant un coup d'œil sur les divers objets qui sont de son domaine.

Tout d'abord nous rencontrons l'histoire des maladies, la pathologie historique ; étude immense et qui constitue certainement la partie la plus importante de l'histoire de la médecine.

La pathologie historique, en nous faisant découvrir dans les écrivains médicaux de tous les âges des descriptions qui s'appliquent encore exactement aux affections que nous observons aujourd'hui, nous montre qu'il y a des maladies qui sont de tous les temps et de tous les lieux. Ces maladies constituent le fonds commun de la pathologie humaine ; elles sont le résultat nécessaire du conflit de l'homme avec les milieux, de sa lutte avec les agents généraux de la nature. Sans parler des traumatismes auxquels l'homme a été exposé partout et toujours, c'est là que nous rencontrons ces maladies qui naissent sous l'influence du chaud, du froid, du sec, de l'humide. C'est là que nous découvrons encore ces affections dont l'homme trouvera éternellement la cause ou l'occasion en lui-même, celles qui résultent des passions, des excès, des écarts hygiéniques.

L'histoire nous montre ensuite d'autres maladies qui, sans être de tous les lieux. sont de tous les temps, ou réciproquement. Citons, en prenant nos exemples au hasard, les maladies saisonnières, affections fébriles à type continu, les maladies telluriques, autres affections fébriles à type intermittent ou pseudo-continu, les maladies qu'engendre la misère, celles qu'entraînent à leur suite les grandes révolutions sociales, celles qui résultent des modifications introduites dans l'alimentation ; c'est là que l'alcoolisme peut trouver sa place.

La pathologie historique nous fait voir le nombre des maladies grandissant sans cesse, et cela, par une coïncidence paradoxale, à mesure que l'hygiène s'améliore et que la mortalité diminue. Mais ce nombre croissant des maladies n'est qu'une apparence. La plupart de ces maladies, qui font leur apparition successive dans la pathologie historique, ne sont pas des maladies nouvelles ; ce sont des maladies nouvellement isolées, que le progrès de la science permet de dégager d'autres affections avec lesquelles des analogies grossières les tenaient précédemment confondues. C'est ainsi que nous voyons apparaître les maladies du cœur, puis, plus spéciale-

ment, certaines maladies du cœur; les maladies des reins, puis
tout à coup telle affection rénale qui se sépare du groupe commun;
les maladies du cerveau, les maladies de la moelle; et l'histoire
note en passant des noms qui marquent un progrès : Corrigan,
Bright, Rostan, Duchenne.

Les maladies nouvelles occupent cependant dans la pathologie
historique une place importante. Quelques-uns ont voulu les nier,
et cette place leur a été contestée au nom de spéculations théoriques spécieuses; mais, en évitant de les confondre avec les maladies nouvellement isolées et les maladies nouvellement importées,
l'histoire, fidèle aux exigences de la méthode expérimentale, ré-
serve un chapitre aux maladies nouvelles. A mesure que l'homme
augmente son empire sur la nature et combat avec succès les causes
de destruction, de nouveaux germes de mort surgissent. Il est quel-
quefois l'artisan de sa ruine et met au jour des agents délétères;
plus souvent il subit les influences inéluctables développées par le
travail incessant qui s'opère à la surface de notre planète, où la
puissance formative, favorable ou malfaisante, n'est pas encore
éteinte.

Inversement, la pathologie historique nous fait assister à la disparition de maladies anciennes. Les unes sont seulement assou-
pies et se réveillent d'un sommeil qui a duré des siècles; d'autres
semblent définitivement éteintes et rien ne fait présager leur révi-
viscence.

Ce n'est pas tout d'établir par des documents historiques la pé-
rennité de certaines affections, les époques de recrudescence et
d'apaisement d'autres maladies; de signaler la découverte et l'iso-
lement d'espèces pathologiques jusque-là méconnues; de faire
assister à la succession chronologique des maladies nouvelles; de
suivre dans leurs migrations les maladies épidémiques, de remon-
ter à leur foyer originel, de constater leur disparition, puis leur
retour. L'histoire de la médecine n'a pas seulement à s'occuper
des maladies qui sont le matériel de la sience médicale, elle doit
montrer le développement de la science elle-même, elle doit faire
voir l'esprit humain aux prises avec les maladies, constatant les
phénomènes pathologiques d'une manière d'abord obscure, mais
avec une précision graduellement croissante, observant, étudiant,
comparant, groupant ou séparant les faits suivant leurs affinités ou

leurs dissemblances, s'attachant d'abord à la constatation des manifestations extérieures, pour s'élever peu à peu à la notion des espèces morbides, à la recherche de leurs origines, de leur évolution, de leurs terminaisons. A la pathologie historique succède l'histoire de la nosographie. C'est d'abord la symptomatologie qui est instituée ; elle se perfectionne : après avoir étudié l'homme malade d'après les signes extérieurs et pour ainsi dire par la surface, elle cherche à pénétrer plus profondément, elle veut explorer les organes. Les besoins nouveaux créent des méthodes et font surgir des instruments dont la connaissance n'est autre chose que l'histoire de la technique de l'exploration. Remarquant chez des individus divers des associations de phénomènes identiques qui se succèdent dans le même ordre et subissent la même évolution, la symptomatologie arrive ainsi à constituer les espèces morbides symptomatiques et pose les bases du diagnostic. Dans les maladies, les symptômes s'associent dans un ordre et dans une succession déterminés, et les premiers symptômes de la série permettent de prédire ceux qui vont suivre; il en est qui précèdent le retour à la santé ; d'autres sont les avant-coureurs de la mort. Ainsi la symptomatologie conduit également au pronostic.

En même temps qu'il observe les maladies, l'homme s'informe des conditions dans lesquelles elles ont pris naissance; aussi la nosographie historique signale dans les temps les plus reculés les premières tentatives faites pour instituer l'étiologie.

Le pronostic et l'étiologie, messieurs, voilà la véritable gloire des anciens; c'est une conquête à laquelle nous avons ajouté peu de chose. La médecine moderne a merveilleusement perfectionné la symptomatologie et le diagnostic; elle n'a fait pour ainsi dire que vérifier et consacrer les acquisitions anciennes dans l'étiologie et dans le pronostic des maladies.

Par contre, les modernes ont créé l'anatomie pathologique; mais si cette connaissance plus complète des lésions qui accompagnent la maladie et qui la caractérisent spécifiquement, plus encore que les symptômes, a permis tardivement de se faire une idée plus exacte des espèces morbides, l'histoire nous montre que les médecins n'ont pas attendu ce complément d'information pour tenter de s'élever à la conception de la nature des maladies. Là cesse l'observation pure; là commencent les systématisations et les théories. L'étude des modifications apportées à l'interprétation des faits médicaux, l'examen des fluctuations des doctrines n'appartiennent plus à la nosographie historique ; mais la recherche des découvertes thérapeutiques rentre dans son domaine.

La thérapeutique, dont nous faisons le complément et comme le couronnement de la science médicale, a, sans doute, à l'origine, devancé de beaucoup toutes les autres branches de la science ; elle a précédé même l'observation des malades. Le sentiment inné qui pousse l'homme à s'associer à la douleur d'autrui a dû le porter à venir au secours de celui qui fit entendre le premier cri de souffrance. Mais que faire ? sinon invoquer la clémence des puissances supérieures, demander l'assistance des divinités familières, apaiser le courroux des dieux irrités. Les prières, les sacrifices, les incantations furent les premiers essais de la thérapeutique. Ce n'est pas une supposition gratuite ; ces pratiques, nous les retrouvons aujourd'hui chez tous les peuples enfants ; chez ceux qui sont déchus de la civilisation, comme chez ceux qui n'ont pu encore y atteindre. Dans l'Afrique équatoriale, le peuple s'assemble autour des malades, pousse de grands cris et fait un grand vacarme d'instruments pour effrayer et mettre en fuite le fétiche qui tourmente le patient. Dans un temps où la nature était peuplée de ces esprits invisibles, où quelque puissance mystérieuse se cachait derrière tout arbre, toute plante, on pensait contraindre ces divinités inférieures à secourir le malade en l'entourant des objets qu'elles animaient. Si l'on administrait les simples, ce n'était pas pour leurs vertus médicatrices, c'était pour s'assurer l'intervention favorable du démon qui les habitait. Ces pratiques étaient parfois salutaires et les anciens du peuple savaient, par leur observation ou par la tradition, sous quelles plantes se dissimulaient les puissances bienveillantes à l'homme. Puis, lorsque les dieux commencèrent à quitter la terre, on se souvint des services rendus par ces plantes, on n'oublia pas, comme le dit Homère, celles qui apaisent les noires douleurs, on possédait les rudiments d'une matière médicale dont les éléments précieux avaient été fournis par le hasard, par l'expérimentation fortuite, par le plus grossier empirisme. A l'inverse de ce que nous essayons de faire aujourd'hui, on ne cherchait pas les indications générales au traitement, on demandait aux souvenirs des hommes d'expérience quelle plante réussit con-

tre tel symptôme; il n'y avait pas de méthode en thérapeutique,
il n'y avait que des remèdes. Le nombre de ces remèdes grandis-
sait chaque jour. Aux plantes vinrent se joindre les métaux qui
prirent, chez les Arabes surtout, une importance dominante. Ce
n'était pas toujours le succès d'un essai empirique qui introduisait
un médicament nouveau dans la thérapeutique; c'était le plus
souvent quelque considération futile déduite d'attributs mytholo-
giques ou d'analogies grossières. On se demandait si tel métal
appartenait à une divinité tutélaire ou s'il présentait quelque trait
de comparaison avec le symptôme dominant d'une maladie; cela
dispensait de rechercher quel genre d'action il exerçait sur l'organisme. On n'étudiait pas les propriétés des médicaments, on s'in-
formait de leurs vertus. C'est pour leurs vertus qu'on administrait
les métaux ou les pierres précieuses; c'est par une puissance sur-
naturelle que telle pierre guérissait la stérilité, comme telle autre
rendait les amants constants. Sur le nombre on rencontrait des
médicaments utiles. Deux progrès ont permis de grouper ces
agents confondus en un mélange incoordonné et confus, et de se
guider dans leur emploi méthodique. Le premier, déduit de cette
opinion naturiste que la maladie tend à la guérison, a posé en
principe que le médecin doit favoriser ou provoquer les symptômes précurseurs de la guérison, s'associer à la *nature médicatrice*;
de là les indications naturelles. L'autre, plus récent, a introduit
dans la science l'étude de l'action physiologique des médicaments.
La thérapeutique moderne, toujours en quête de nouveaux
moyens de traitement, a gardé une bonne part des acquisitions de
l'empirisme ancien; elle a dû faire table rase d'un bien plus grand
nombre de remèdes, de pratiques, de recettes, de maximes, d'opéra-
tions légués par l'antiquité.

L'hygiène qui dérive d'une double source, la physiologie et l'étiologie, est contemporaine de l'étude des causes de maladies ; je di-
rais avec plus de vérité qu'elle est née de la terreur plutôt que de
la connaissance des maladies. Elle a été un art avant d'être une
science. Elle nous a légué des pratiques qui remontent aux temps
préhistoriques. En Egypte et dans tout l'Orient, l'hygiène était une
partie du culte religieux; les injonctions sacerdotales imposaient
au peuple et introduisaient dans les mœurs des coutumes dont on
a pu oublier la signification originelle, mais qui, au début, n'a-

vaient pas d'autre but que de préserver l'homme des maladies. Avec les Grecs, l'hygiène est devenue une science que le moyen-âge a codifiée.

Ce que le passé a accumulé de faits est énorme, et la nosographie historique nous montre qu'il a légué à la médecine moderne une bonne part de ses acquisitions : car ce qui est basé sur l'observation est impérissable. Mais les anciens ne se sont pas contentés d'observer ; ils ont voulu, comme je le disais tout à l'heure, s'élever à la conception de la nature des maladies ; ils n'ont pas su résister à la tentation de faire des systématisations prématurées. L'histoire des doctrines médicales est cette partie de l'histoire de la médecine qui nous montre la fragilité, les fluctuations et les successions des systèmes.

Si les faits sont restés inébranlables, toutes les théories se sont écroulées. C'était fatal ; la base leur faisait défaut, la physiologie n'existait pas, les sciences physiques étaient dans l'enfance. Il ne nous convient pas, à nous qui succombons si souvent à la séduction des systèmes, de nous montrer trop sévères pour des tentatives intempestives. Nous ne pouvons apprécier avec impartialité ces efforts ambitieux qu'en nous transportant dans le milieu intellectuel du temps ; aussi l'histoire des doctrines doit-elle tenir compte des rapports de la médecine avec l'ensemble des sciences.

Tous ces travaux d'observation ou de spéculation, grâce auxquels l'édifice de la médecine a été lentement élevé, ne sont pas l'œuvre d'hommes isolés. Toutes les découvertes sont solidaires ; chaque progrès en prépare un autre. Tout homme vaut par lui-même, assurément ; mais sa valeur est petite si on l'isole de ses devanciers. Le développement des connaissances humaines est un acheminement ; chaque vérité démontrée a sa filiation. La science suppose donc une tradition et des moyens d'enseignement. L'histoire des institutions pour la recherche, pour l'enseignement, pour l'enregistrement des choses médicales n'est pas l'une des branches les moins curieuses de l'histoire de la médecine ; elle nous fait pénétrer dans l'organisation intérieure et dans le fonctionnement des temples où les mystères de la médecine sacerdotale étaient religieusement conservés, discrètement révélés aux initiés, appliqués aux malades, des écoles laïques qui, plus tard, répandirent d'une main moins avare les secrets de l'art de guérir, des gymnases où l'hygiène était appliquée à la cure des maladies chroniques, des hôpitaux, des amphithéâtres, des laboratoires, des académies, des bibliothèques, des musées. Chacun de ces établissements a son histoire, souvent obscure, parfois glorieuse.

L'histoire de la médecine se préoccupe aussi des médecins. Elle recherche leur condition dans les diverses sociétés ; elle indique leurs relations avec l'Etat et nous fait assister aux origines et au développement de l'hygiène sociale et de la médecine légale, ces deux branches de ce qu'on a si justement nommé la médecine publique. Elle les suit également dans leurs relations avec le monde et avec les malades, dans leurs rapports entre eux, et nous montre ainsi les vicissitudes de la situation médicale.

Dans cette étude rétrospective des variations de la condition faite aux hommes de notre profession, l'historien ne peut se dispenser d'isoler les personnalités marquantes ; il accumule ainsi les éléments de la biographie médicale.

L'histoire de la médecine comporte enfin une partie technique ; c'est l'art de retrouver les éléments de la science, de vérifier les citations, de contrôler les textes, c'est la bibliographie médicale.

Est-ce là toute l'histoire de la médecine ? Non, messieurs, car je n'ai montré dans cette longue énumération que les efforts croissants de l'esprit humain aux prises avec la maladie. La médecine, telle que nous la comprenons tous, est une science plus vaste ; elle ne se désintéresse pas de la connaissance de l'homme sain. Elle fait aujourd'hui de la science de l'homme à l'état normal la base de ses recherches pathologiques. Ce premier rang, qu'elles auraient dû tenir dans le développement de la médecine, l'anatomie et la physiologie ne l'ont conquis que tardivement. C'était fatal : il fallait courir au plus pressé ; les cris du malade sollicitaient l'intervention même ignorante du médecin ; avec des armes dont il soupçonnait à peine la valeur, il lui fallait combattre la mort ou réduire la douleur. Il eut plus tard le loisir de dérober à la pratique un temps qu'il put consacrer à l'étude ; la pathologie devait être sa première préoccupation ; mais il ne tarda pas à comprendre que c'était vanité de disserter sur les dérangements d'un organisme dont il ignorait la structure ; il voulut savoir ce qui était sous la peau, ce qui souffrait, ce qui devenait malade. Curiosité bien naturelle, bien légitime et qui s'inspirait d'un haut sentiment humanitaire; curiosité bien difficile à satisfaire, cependant : car elle exigeait l'examen du cadavre, et le cadavre était impur.

Avant d'être, ce qu'elle est pour nous, le terme naturel de l'existence, la mort avait un caractère solennel, auguste, mystérieux ; une terreur religieuse protégeait la dépouille de l'homme qui avait vécu; un regard était une profanation. Vous avez dû vaincre un mouvement de dégoût le jour où vous avez pour la première fois plongé le scalpel dans un cadavre; vous avez ressenti la répugnance de Bossuet pour cette corruption *qui n'a de nom dans aucune langue;* les premiers anatomistes ont triomphé d'un réel sentiment d'horreur. Il faut glorifier ces audacieux, forts contre eux-mêmes et forts contre un préjugé populaire qui est encore vivace, contre une loi religieuse qni ne demanderait qu'à s'affirmer de nouveau. La pratique de l'anatomie exposait aux derniers supplices; la dissection était une témérité héroïque dans un temps où l'on punissait de la peine capitale les généraux qui avaient laissé des corps sans sépulture. On ne devait pourtant pas se contenter des renseignements anatomiques que pouvaient fournir le bourreau ou le sacrificateur; les inductions tirées de l'examen des entrailles d'animaux ne pouvaient satisfaire. Il est douteux, cependant, qne les premiers anatomistes aient eu d'autres moyens d'information; Aristote pas plus qu'Hippocrate n'avaient ouvert aucun cadavre humain. C'est à l'école d'Alexandrie que fut instituée pour la première fois l'anatomie humaine; c'est là qu'Erasistrate et Hérophile firent leurs découvertes. La science salue ces grands noms que l'humanité doit peut-être flétrir. Il est à craindre, en effet, que la science anatomique ait eu des origines odieuses. A cette cour des Ptolémées, vicieuse et raffinée, où la cruauté s'alliait au goût des lettres et des sciences, des hommes vivants auraient été livrés aux dissections. Celse l'affirme et nomme cette science un brigandage; Tertullien dit qu'Hérophile était un bourreau, ennemi de l'homme pour le connaître. On voudrait pouvoir arracher ces premières pages de l'histoire d'une science dévouée au soulagement des souffrances humaines. L'histoire impassible doit les maintenir; elle doit même atténuer la réprobation qui s'attache à la mémoire de ces savants. Ce n'est pas à notre niveau moral qu'il convient de les mesurer; on ne juge les hommes avec équité qu'en se transportant dans le milieu où ils vivaient, en tenant compte de l'atmosphère d'idées et de sentiments où ils respiraient. Or cette époque affichait le plus souverain mépris pour la vie de l'homme et pour sa souffrance ; toutes les classes de la société se pressaient aux luttes sanglantes des gladiateurs, toutes prenaient plaisir aux exhibitions de captifs qu'on livrait aux bêtes. Nous pouvons déplorer la lenteur avec laquelle les vérités morales se dégagent du sourd travail de l'humanité ; nous hésiterons peut-être à flétrir ces Orientaux, ces païens, quand nous Occidentaux, nous chrétiens, nous avons la même lèpre à dissimuler. Fallope raconte très-simplement qu'il empoisonna à diverses reprises et jusqu'à ce que mort s'en suivît un malheureux que le grand-duc de Toscane lui avait livré pour cet usage. Fallope à son tour trouvera grâce devant l'histoire : car il vivait dans un temps où, du consentement unanime, la torture était le moyen le plus naturel d'information judiciaire. Vous tiendrez compte aussi, dans votre jugement, de l'enivrement que causent les découvertes et du mépris de la vie auquel devaient arriver des hommes qui jouaient leur tête quand ils se livraient à la dissection des cadavres; qui, contraints par le préjugé populaire et par les lois, étaient obligés d'acheter la complicité de malfaiteurs, des *hommes de la résurrection*, pour faire déterrer, la nuit, les morts dans les cimetières. Enfin l'opiniâtreté des savants, leurs audaces ténébreuses ou sereines, aidées par le progrès des mœurs, affranchirent l'anatomie des entraves du préjugé. Après un travail de révision qui confirma les découvertes anciennes et réforma nombre d'erreurs, on put faire l'inventaire complet, la description minutieuse de tout ce que le doigt peut toucher, de tout ce que l'œil peut contempler dans le corps de l'homme. On voulut aller plus loin ; le microscope et la chimie nous disent aujourd'hui de quelles particules sont constitués tous les tissus et quelles substances composent ces particules.

Que vous dirais-je, si je voulais aborder l'examen du développement historique de la physiologie : mais aussi que ne vous dirais-je pas ? Où la placer dans l'ensemble des sciences médicales, et quel rang lui assigner ? Si j'hésite, ce n'est pas que je redoute de m'expliquer sur un sujet qui a divisé les plus grands médecins de ce siècle et que je craigne de prendre parti. Si quelques savants voulaient aujourd'hui faire table rase de toutes les connaissances mé-

dicales et réédifier la médecine sur de nouvelles bases, ils n'hési-
teraient certainement pas à faire ce que nous faisons, d'ailleurs,
dans nos écoles ; ils étudieraient d'abord la structure et le fonctionnement de l'organisme à l'état normal, ils feraient de l'anatomie et de la physiologie les premières assises de la science nouvelle. Ils étudieraient ensuite les effets de détail et d'ensemble qui
résultent de chaque perturbation de la machine humaine. Ils pourraient peut-être inventer quelques maladies et reconstituer, grâce
à leur connaissance du mécanisme normal, quelques déviations
pathologiques ; le groupe des traumatismes leur réserverait, sans
doute, quelques succès. Ils n'iraient pas bien loin avec cette méthode. En tout cas, ils auraient toujours besoin du contrôle de l'observation pour valider leurs déductions théoriques, et le plus souvent l'observation, faisant surgir quelque fait imprévu, poserait les
problèmes au lieu de se borner à vérifier les solutions. Ils devraient
bientôt revenir à la méthode antique, traditionnelle, à la constatation sans parti pris des phénomènes pathologiques, et s'efforce-
raient ensuite, comme nous faisons, d'interpréter scientifiquement
ces phénomènes à l'aide de la physiologie. Elle ne leur fournirait
pas toujours une explication suffisante : car la maladie n'est pas
tout entière contenue en puissance dans les propriétés normales
des parties vivantes ; la maladie suppose souvent un élément étran-
ger et dominant, l'élément pathologique, dont les effets, étudiés
par la médecine scientifique, ne sont plus du ressort de la physiologie, bien que cette étude s'accomplisse à l'aide de procédés empruntés à la physiologie. Donc, si la physiologie est aujourd'hui et
doit rester la base des connaissances médicales, si les fonctions
normales doivent être étudiées avant les actes morbides, il serait
téméraire de dire que la physiologie contient en puissance toute la
pathologie et que la pathologie peut être déduite de la physiologie.
La pathologie reste autonome ; elle se constitue par le lent travail
de l'observation pure ; mais quand elle prétend interpréter les faits,
elle appelle à son aide la physiologie, et cette union profite également aux deux sciences. De même la physique a pu se constituer
et se développer comme science d'observation, sans rien emprunter à la mécanique, jusqu'au jour où elle a voulu fournir l'explication systématique des phénomènes. La médecine entre dans cette
période où elle ne saurait répudier l'alliance de la physiologie.

Cette alliance marque une époque nouvelle dans l'histoire de la médecine : car la physiologie positive est née d'hier.

Comme je vous le disais tout à l'heure, en parlant de l'anatomie, la physiologie n'a pu se développer que tardivement ; elle est nécessairement plus récente que l'anatomie dont elle n'est pour ainsi dire que la mise en œuvre. Elle a assurément quelques origines lointaines, mais elle ne s'est constituée en corps de science que dans les temps modernes ; Harvey et Lavoisier sont les deux grands noms qui marquent le début de son épanouissement. La médecine a donc dû pendant bien des siècles rester privée de ses lumières ; vous ne supposez pas, cependant, qu'elle a résisté pendant si longtemps à l'invincible tentation d'expliquer les phénomènes qu'elle constatait ; seulement, à défaut d'une physiologie positive, elle s'est créé une physiologie imaginaire, qu'elle a modifiée suivant les besoins et aussi suivant la tournure philosophique des différentes époques. Il y aurait abus à faire rentrer ces conceptions fantaisistes dans l'histoire de la science physiologique.

Messieurs, j'ai terminé le dénombrement des divers objets qui sont du domaine de la science à l'enseignement de laquelle cette chaire est consacrée. Pathologie historique, nosographie historique, histoire des doctrines, histoire de l'anatomie et de la physiologie, histoire des institutions, histoire de la situation médicale, biographie médicale, bibliographie médicale, tels sont les éléments dont se compose l'histoire de la médecine. Pour remplir cet immense programme, une existence suffirait à peine, et il faudrait une étendue de connaissances que bien peu seraient capables d'acquérir par le labeur de toute la vie. Un homme existe, pourtant, qu'un tel travail n'aurait pas effrayé et dont la science est à la hauteur d'une pareille tâche. Je puis le citer sans offenser la mémoire d'aucun des anciens titulaires de cette chaire, sans offusquer aucun de leurs successeurs. Également versé dans l'intelligence des lettres mortes et dans la connaissance des littératures modernes, n'ignorant aucune des sciences dont il a montré l'enchaînement hiérarchique, il a pris au mouvement de la médecine contemporaine une part importante et consacré à l'étude de la médecine ancienne des travaux qui l'ont placé au premier rang parmi les érudits. Messieurs, vous avez nommé M. Littré. Dans cette chaire qui semblait lui être destinée, je n'ai aucune confusion à vous dire que je n'aborderai pas tant de sujets divers. Je me limiterai à quelques points de pathologie historique et d'histoire des doctrines; mon programme, d'ailleurs, est tout tracé, car je reprends celui que Lorain se proposait de remplir. Il vous avait annoncé, pour cette année, l'histoire des maladies épidémiques et contagieuses, et pensait aborder en premier lieu l'histoire de la syphilis. Aux considérations si intéressantes auxquelles la syphilis peut donner lieu pour l'historien et pour le critique, je joindrai les documents historiques relatifs aux autres maladies vénériennes, soit à ces maladies éteintes qui ont affligé l'antiquité, soit aux maladies que nous observons encore aujourd'hui.

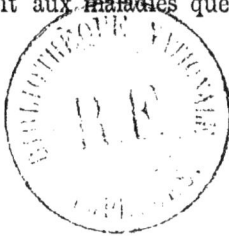

FIN

Paris. — Imprimerie Cusset et Cᵃ, rue Montmartre, 123.

PARIS. — Imprimerie Cusset et Cᵉ, rue Montmartre, 123.

www.ingramcontent.com/pod-product-compliance
Lightning Source LLC
Chambersburg PA
CBHW060500200326
41520CB00017B/4856